CONSIDÉRATIONS PRATIQUES

SUR

L'ANESTHÉSIE OBSTÉTRICALE

CLICHY. IMPRIMERIE DE MAURICE LOIGNON ET Cⁱᵉ

12, rue du Bac-d'Asnières, 12

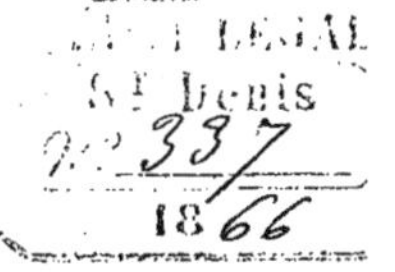

CONSIDÉRATIONS PRATIQUES

SUR

L'ANESTHÉSIE OBSTÉTRICALE

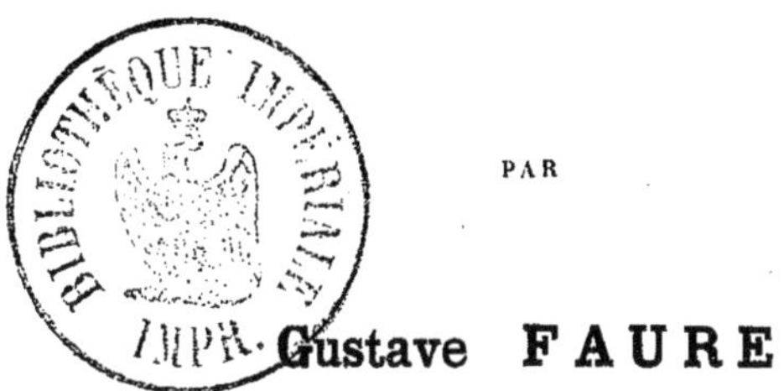

PAR

Gustave FAURE

Docteur en médecine de la Faculté de Paris.

~~~

PARIS

ADRIEN DELAHAYE, LIBRAIRE-ÉDITEUR

PLACE DE L'ÉCOLE-DE-MÉDECINE

—

1866
~~~

CONSIDÉRATIONS PRATIQUES

SUR

L'ANESTHÉSIE OBSTÉTRICALE

———

Divinum est opus sedare dolorem.
HIPPOCRATE.

INTRODUCTION

La douleur est le plus terrible fléau du genre humain ! Nous prenant au berceau, elle se mêle à tous les moments de notre courte durée et nous suit jusqu'à la tombe.

Mais si, compagne inséparable de toute existence, elle trouble et empoisonne nos plaisirs pendant la santé; si notre couche, lieu de calme et de repos, devient par elle, pendant la maladie, un lieu de supplice; si la nature entière, enfin, cherche à s'y soustraire : il est surtout de ces terribles situations où

1

l'homme de l'art doit, autant que possible, chercher à en diminuer l'acuité, s'il ne peut ou ne doit pas l'anéantir.

Nous ne prendrons ici qu'un seul cas faisant le sujet de notre thèse inaugurale : *celui de la femme prise, pendant le travail de l'accouchement, de ces douleurs si vives qui conduisent souvent aux convulsions et, par suite, à la mort, et qui s'irritent d'autant plus que l'obstacle qu'elles ont à surmonter est plus difficile à vaincre.*

Des accoucheurs, il est vrai, ont vu dans une semblable conduite une atteinte portée à la malédiction biblique vouant la femme aux douleurs de l'enfantement. Se fondant sur l'arrêt porté contre Ève : « *Parturies in dolore* », ils condamnèrent toute pratique dont le but serait de soustraire la femme aux douleurs inséparables de la maternité.

Loin de vouloir soumettre les paroles de la Bible au contrôle de nos raisonnements, dans la crainte de les dénaturer, nous nous contenterons de respecter le caractère sacré qui, les imposant à notre foi, les place au-dessus de la raison, et de glorifier Dieu pour les perfectionnements qu'il soumet aux efforts de l'intelligence.

Quoi de plus légitime, en effet, que d'aider ces deux êtres également chers à franchir les dangers menaçants de la parturition ? Ne pas user des ressources qui sont à notre disposition, serait bien autrement coupable de notre part.

Pour ce qui est de ces arguments tirés de l'ordre

social : *Les douleurs de l'enfantement sont nécessaires au développement de la tendresse maternelle...*, c'est là, selon nous, une vue purement spéculative ; et nous ne saurions applaudir à la pensée du poëte :

> La mère qui, pour nous, a souffert sans faiblesse,
> Avec moins de tourments aurait moins de tendresse.
> (MILLEVOYE.)

Le dévouement maternel est la plus haute et la plus constante expression des sentiments humains ; or, vouloir subordonner le dévouement maternel à la durée du travail, ce serait à la fois dénaturer la logique des faits et méconnaître le cœur des mères.

DIVISIONS. — Après avoir passé rapidement sur l'historique de l'anesthésie obstétricale, nous diviserons notre sujet en quatre chapitres :

Dans le premier, nous démontrerons la compatibilité de l'anesthésie avec les phénomènes physiologiques de l'accouchement ;

Le second traitera de l'influence que l'anesthésie exerce sur la santé de la mère et sur celle de l'enfant ;

Le troisième sera consacré aux indications et contre-indications de l'anesthésie obstétricale ;

Enfin, le quatrième sera celui des règles qui président à l'administration des anesthésiques dans les accouchements.

PRÉLIMINAIRES HISTORIQUES

C'est à M. Simpson, professeur d'accouchements à l'université d'Édimbourg, que revient l'honneur d'avoir introduit les anesthésiques dans le domaine obstétrical.

Le 19 janvier 1847 fut faite la première application de l'anesthésie aux accouchements, dans un cas de version podalique.

Plusieurs expériences suivirent de près celle-ci, et permirent à M. Simpson de communiquer à la Société obstétricale d'Édimbourg, le 10 février 1847, un mémoire dont voici les conclusions :

1° L'inhalation de l'éther met les femmes en couches plus ou moins à l'abri de la douleur qui accompagne le travail ;

2° Ce moyen ne diminue pas la force ni la régularité des contractions utérines ;

3° Loin de là, l'éthérisation augmente plutôt l'intensité et le nombre des contractions, surtout si l'on y joint l'*ergot de seigle*;

4° Après la délivrance, les contractions utérines sont également dans l'état normal;

5° Les contractions auxiliaires des muscles abdominaux ne perdent pas de leur énergie pendant l'éthérisation; elles augmentent, au contraire, si l'on a soin de frictionner l'abdomen, de presser le vagin;

6° L'éthérisation met la femme à l'abri non-seulement de la douleur, mais aussi, jusqu'à un certain point, à l'abri également des accidents nerveux qui compromettent si souvent l'existence de la mère et celle de l'enfant;

7° Enfin, l'éthérisation ne paraît offrir aucun danger pour ce dernier.

Les accoucheurs anglais, MM. Murphy, Protheroe Smith, Lansdowne, multiplièrent les essais de M. Simpson, et le succès couronna leurs espérances.

———

En France, les résultats qu'avait obtenus le professeur d'Édimbourg, avaient éveillé l'attention des accoucheurs.

Dès le 23 février 1847, M. le professeur Dubois était déjà en mesure, d'après les faits qu'il lui avait été donné d'observer, de poser devant l'Académie de médecine les conclusions suivantes qui viennent confirmer celles de M. Simpson :

1º Les anesthésiques peuvent être employés pour prévenir les douleurs physiologiques de l'accouchement ;

2º La douleur physiologique est suspendue, mais les contractions utérines et celles des muscles abdominaux persistent ;

3º Les muscles du périnée sont relâchés ;

4º L'éthérisation n'a pas paru agir défavorablement sur la santé et la vie de l'enfant.

M. Stoltz à Strasbourg ; M. Dumas à Montpellier ; MM. Cazeaux, Chailly-Honoré, Villeneuve, Jules Roux, fournirent le tribut de leurs observations et concoururent à faire entrer l'anesthésie dans la pratique obstétricale.

Les choses en étaient là, lorsque M. Simpson substitua le chloroforme à l'éther.

« On se prit alors pour cet agent, dit Chailly-Honoré, d'un tel engouement, en France surtout, qu'on en fit usage à tout propos, pour les causes les plus légères, pour les cas où son emploi était le moins légitimé.

Qu'arriva-t-il de cet étrange abus? ce qui devaït nécessairement arriver, soit que cet agent ait été administré sans ménagement, trop brusquement, en saisissant le malade ; ou soit que le sommeil anesthé-

sique, trop profond, ait été trop longtemps continué :
on vit se manifester des cas de mort immédiate qui
suivirent ces trop nombreuses expérimentations dont
parle Malgaigne dans son savant rapport à l'Académie
de médecine (*Bulletin de l'Académie de médecine,*
t. XIV, p. 203); et alors, autant on avait accepté sans
réserve les faits publiés par nos confrères d'outre-mer,
autant chacun s'était empressé, même dans des cas où
ces agents étaient de toute inutilité, de les expérimen-
ter, pour attacher son nom aux premières applications
de cette méthode ; autant, plus tard, on s'est empressé,
à l'envie, de condamner sans appel l'usage du chloroforme dans tous les cas. »

CHAPITRE I.

COMPTABILITÉ DE L'ANESTHÉSIE AVEC LES PHÉNOMÈNES PHYSIO-
LOGIQUES DE L'ACCOUCHEMENT.

L'expulsion du fœtus est déterminée par la résultante de deux ordres de forces appartenant à l'organisme maternel :

Les unes tendent à chasser le fœtus à travers les voies maternelles : *forces expulsives*; elles sont représentées par les contractions de l'utérus et des muscles abdominaux.

Les autres opposent à la marche du fœtus un obstacle plus ou moins considérable ; le col de l'utérus, le périnée et la vulve sont les agents de cette résistance.

Sous l'influence du sommeil anesthésique, tous ces divers éléments de forces reçoivent des modifications qui dominent l'étude de l'anesthésie obstétricale ; nous les examinerons successivement.

1° *Influence de l'anesthésie sur les contractions utérines.*

Les anesthésiques suspendent-ils les contractions de l'utérus ?

Dans le langage usuel les mots *douleur* et *contraction* sont considérés comme deux termes synonymes ; mais des observations démontrent suffisamment que la contraction et la douleur sont deux termes dissociables.

Si la douleur est liée à la contraction comme l'effet à la cause, elle n'en est pas une manifestation indispensable. Elle peut être anéantie par un degré d'anesthésie qui laissera intacte l'énergie des contractions utérines.

« Bien que l'utérus, dit Bouisson (*Traité de la méthode anesthésique*), ne reçoive que des filets du grand sympathique, le retentissement de la douleur qui se produit au moment de la parturition, se propage jusqu'à l'axe cérébro-spinal, de même que cela a lieu dans les coliques intestinales, et si les centres nerveux sont engourdis, la sensation pénible n'a pas lieu.

Le même effet s'obtient à plus forte raison pour les douleurs lombaires et pelviennes qui résultent d'une influence sympathique sur le plexus lombo-abdominal, et de la pression qu'exerce la tête du fœtus sur les parties molles du bassin, directement innervées par la moelle épinière. »

L'anesthésie agit sur les organes de la vie animale,

sur l'axe cérébro-spinal qui préside aux fonctions de cette vie.

Mais la vie végétative échappe à son influence lorsque les inhalations sont contenues dans de sages limites, et l'utérus, appartenant à la vie végétative, doit se trouver également en dehors de la sphère anesthésique.

Les cas de femmes *paralytiques* ayant heureusement accouché sont les meilleures preuves que l'on en puisse donner.

Après comme avant l'anesthésie, dit **M. Simpson**, les contractions ont continué d'être régulières dans leur durée et leur retour.

M. P. Dubois (*Discours à l'Académie de médecine*, 23 février 1847), déclare qu'il a toujours vu l'utérus se contracter pendant l'insensibilité.

M. Danyau, sur une série de quinze femmes anesthésiées, a toujours constaté la contractilité de l'utérus avant comme après la délivrance.

MM. Murphy, Denham et **Channing** attestent aussi que les contractions ne sont pas influencées par l'anesthésie modérée.

Pour **M.** le professeur Depaul, « il est bien établi que le sommeil anesthésique ne suspend ni ne modifie la contractilité utérine, pourvu, toutefois, qu'il ne soit pas porté trop loin, et qu'il n'ait pas une durée trop longue. »

« L'éther et le chloroforme, dit **M.** le professeur Pajot (*Dictionnaire encyclopédique des sciences médi-*

cales, t. IV, p. 492, 1866), n'ont nullement le pouvoir de paralyser les éléments nerveux de l'utérus.

Dans la plupart des cas, les contractions utérines persistent malgré la narcose, ou si elles ont cessé momentanément, l'excitation produite par une application de forceps ou des frictions exercées sur le fond de l'utérus suffisent pour les faire revenir.

En outre, les contractions utérines qui, normalement, se manifestent après l'expulsion ou l'extraction de l'enfant, ne font nullement défaut après l'administration de ces anesthésiques. On les voit, au contraire, se produire même dans les cas d'extraction artificielle de l'enfant, rendue nécessaire par le fait de la cessation des contractions utérines.

Ces phénomènes ne pourraient pas s'observer s'il y avait réellement paralysie.

L'éther ne peut produire une paralysie des nerfs périphériques que lorsqu'il est appliqué directement, pendant un certain temps, sur les ramifications nerveuses, ce qui se voit pour tous les narcotiques. »

Selon M. Stoltz, l'action des anesthésiques non-seulement ne paralyse pas les contractions utérines, mais les rend, au contraire, plus énergiques comme sembleraient le prouver ces deux observations qu'il décrit. (*Gazette médicale de Strasbourg*, 1847, p. 105.)

OBSERVATION I.—Une fille âgée de vingt-quatre ans, fortement constituée et sanguino-lymphatique, entra à la clinique d'accouchements le 4 mars à sept heures du soir.

Elle était enceinte pour la première fois et arrivée à la fin du sixième mois de sa grossesse, qui jusqu'alors n'avait rien présenté de particulier.

Trois jours avant son entrée à l'hôpital, elle fit, en courant dans une cour pavée, une chute sur le ventre.

Deux jours après cet accident, elle ressentit des douleurs de bas-ventre et dans la région sacrée, bientôt suivies d'un écoulement de matière glaireuse sanguinolente.

Le soir, les douleurs ayant augmenté, cette fille se fit conduire à l'hôpital dans une voiture de louage. Arrivée à la clinique, elle se coucha et s'endormit immédiatement, ce qui fut cause qu'on ne l'examina pas.

Le 5 mars, à trois heures du matin, elle se réveilla avec les douleurs de ventre et des envies d'aller à la selle. On la toucha aussitôt et on reconnut dans l'orifice de la matrice un corps volumineux, inégal.

Les eaux étaient parties de la veille, la femme s'en était à peine aperçue.

A huit heures, je l'examinai pour la première fois :

La matrice était fortement contractée et présentait une forme irrégulière ; saillante à droite, jusque vers l'hypochondre, elle était arrondie à gauche et au niveau de l'ombilic.

Au toucher vaginal je reconnus un bras et un pied dans l'orifice utérin. Le cordon ombilical pouvait être atteint aussi en poussant le doigt un peu profondément.

L'examen des parties prolabées me fit reconnaître le bras droit et le pied du même côté. Le fœtus présentait, par conséquent, le côté droit.

D'après la forme de l'utérus, je présumai que la tête était à gauche et en bas, et l'extrémité pelvienne à droite et en haut.

L'auscultation ne fit entendre nulle part de battements redoublés. Je conclus que le fœtus était mort.

A dix heures, je fis placer la femme commodément sur le lit

de travail, pour la délivrer ; puis je lui fis respirer les vapeurs d'éther sulfurique.

Après avoir toussé plusieurs fois, la patiente supporta très-bien l'opération ; au bout de quelques minutes elle accusa un grand malaise, bientôt après elle se sentit défaillir, éprouva de l'anxiété, puis les globes oculaires se convulsèrent et la respiration devint profonde et lente ; en même temps le pouls s'accéléra.

Voyant que la sensibilité générale avait presque cessé, je voulus introduire la main dans les parties génitales : la femme fut aussitôt réveillée, jeta des cris et s'agita.

J'attendis encore deux à trois minutes ; alors les membres se trouvèrent dans une résolution complète. A partir de ce moment je pus introduire la main dans le vagin et opérer sans que la malade s'y opposât ou criât.

Cependant le passage de ma main à travers la vulve ne fut pas plus facile que chez d'autres primipares. Ayant saisi le pied qui se présentait à l'orifice, j'essayai de faire la version du fœtus en l'attirant au dehors : la résistance de la matrice fut telle que les fesses ne purent pas suivre.

Après avoir appliqué un lacs sur le pied, j'introduisis de nouveau la main, pour aller chercher l'autre pied qui était dans le fond de l'utérus. Mais, d'abord, j'eus beaucoup de peine à pénétrer dans l'orifice de la matrice, et, parvenu, au bout de quelques minutes, dans la cavité utérine, je ne pus jamais arriver assez haut pour saisir le pied gauche.

Le tronc du fœtus ne se laissait pas déplacer, et la matrice se contractait par intervalles avec une grande énergie.

Je fus forcé de renoncer à réunir l'extrémité inférieure gauche à la droite, et je recommençai à tirer sur cette dernière en agissant avec force et, en même temps, avec précaution, pour ne pas l'arracher. Insensiblement les fesses pénétrèrent dans l'orifice utérin.

En reportant de nouveau la main (gauche) dans le vagin, je

plus accrocher avec l'indicateur l'aine gauche et faire avancer
ainsi le tronc. Le bras droit suivit et le gauche fut dégagé sans
difficulté ; mais le cercle de l'orifice utérin, ou plutôt le col de
la matrice se contracta tellement sur la tête que, après avoir
employé en vain toutes les manœuvres indiquées en pareil cas
pendant plus de dix minutes, je fus obligé de renoncer à l'extraire.

Dans ce moment, j'ai regretté de ne pouvoir être aidé par
les efforts volontaires de la mère.

La respiration des vapeurs éthérées avait été continuée pendant tout ce temps et avait assuré la tranquillité et l'impassi-
bilité complète de la femme.

A la fin, elle eut des envies de vomir et rendit, sans beaucoup d'efforts, une grande quantité de mucosités spumeuses
qu'elle avait probablement avalées pendant qu'elle se trouvait
sous l'influence de l'éther.

On ne réappliqua plus l'appareil, et, au bout d'une minute,
à peu près, la femme commença à se réveiller.

Elle dit avoir rêvé qu'on voulait l'accoucher et que cela lui
faisait mal. Elle était probablement restée sous l'impression de
la dernière sensation qu'elle avait éprouvée avant d'avoir
perdu tout à fait connaissance.

Insensiblement elle se remit et ne se plaignit que d'un vague
dans la tête et de mal de gorge.

La tête du fœtus était donc restée dans le col de la matrice.
J'ordonnai d'attendre les effets des contractions utérines. Au
bout d'une heure elles se déclarèrent d'une manière assez
vive, et quelques larges contractions suffirent pour faciliter
l'expulsion complète du fœtus. La délivrance ne tarda pas de
suivre.

Les suites de couches ne présentèrent rien de particulier.

OBSERVATION II. — Le 10 mars, j'eus l'occasion d'employer
l'inhalation des vapeurs d'éther à l'école départementale d'ac-

couchement, sur une fille âgée de vingt-neuf ans, fortement constituée et primipare, parvenue au dernier temps du travail de l'enfantement.

La tête du fœtus était dans l'excavation et commençait à paraître à la vulve ; les douleurs étaient vives et les contractions fortes. Pendant que la patiente respirait à longs traits la vapeur éthérée, les contractions continuaient à se manifester avec énergie, et la paroi abdominale les secondait puissamment. Bientôt les efforts devinrent continus, et le fœtus fut expulsé en une fois et certainement avec plus de rapidité qu'on ne pouvait s'y attendre chez une primipare forte et musclée. La fourchette à peine fut déchirée.

L'enfant cria aussitôt qu'il fut né, et n'offrit rien de particulier.

Je dois dire, cependant, que l'éther n'avait pas plongé la femme complétement dans le sommeil de l'ivresse. Elle voyait, entendait et se plaignait. Mais après, elle avoua n'avoir que peu de conscience de ce qu'elle avait fait.

Cette personne fut accouchée à six heures du matin. A cinq heures du soir on me fit savoir qu'elle n'était pas encore délivrée ; je me rendis aussitôt auprès d'elle. J'appris que la matrice était restée contractée sur le placenta, que l'orifice était très-étroit, et que l'arrière-faix n'avait pas cédé aux tractions qu'on avait exercées plusieurs fois sur lui au moyen du cordon.

En explorant par le vagin, je reconnus que le placenta était sur l'orifice, dans lequel son centre se trouvait même largement engagé, et je pus délivrer sans grands efforts, ce qui fut cause que je n'eus pas de nouveau recours à l'éther.

Dans ce cas, la matrice s'est contractée avec énergie malgré l'éthérisation. Mais ce qu'il y a de plus singulier, c'est que la contraction de l'utérus a duré longtemps après, au point de retenir l'arrière-faix pendant huit heures.

Si les nombreuses autorités que nous venons de citer

ou même de faire parler, sont amplement suffisantes
pour démontrer que les anesthésiques ne paralysent
pas les contractions utérines, nous ne devons cependant point passer sous silence les quelques avis contraires :

M. Siebold prétend que l'anesthésie non-seulement
modère ou suspend le travail, mais produit une inertie
qui peut durer plus ou moins longtemps.

M. Bouvier cite un fait où l'arrêt des contractions a
persisté plus d'une demi-heure après le réveil. (*Bulletin de l'Académie de Médecine*, t. XII, p. 320.)

M. le Dr Lee fait part de cinq cas où les contractions
furent arrêtées pendant l'anesthésie.

D'où vient donc cette divergence apparente parmi
les accoucheurs ? — M. Bouisson l'explique par l'influence du degré de l'anesthésie.

« N'est-il pas rationnel, dit ce médecin, d'attribuer
l'augmentation de contractilité remarquée par M. Stoltz,
à la stimulation produite par le premier degré de l'anesthésie, stimulation qui se communique aux muscles
de la vie organique, puisqu'on voit les battements du
cœur s'accélérer ?

M. Stoltz prend soin de rappeler, en terminant ses
observations, que l'éther n'avait pas plongé complétement la femme dans le sommeil de l'ivresse.

Si l'anesthésie est portée à un degré plus avancé,
comme dans les faits de MM. Simpson et P. Dubois,
la sensibilité est complétement engourdie, mais la contractilité de l'utérus s'exprime avec son caractère

normal et agit efficacement pour expulser le fœtus.

Que l'éthérisation devienne plus profonde, qu'elle arrive à la fin de la première période ou au commencement de la seconde, l'action stupéfiante s'étend jusque sur les organes internes et peut concourir à la paralysie temporaire de l'utérus, comme on le voit dans les observations de MM. Bouvier et Siebold.

Les mêmes faits qui ont servi de base à autant d'opinions différentes, ne font qu'exprimer simplement des degrés plus ou moins avancés de l'anesthésie. »

M. le Dr Blot dans sa thèse (concours d'agrégation 1857) explique ces faits contradictoires par les *idiosyncrasies individuelles*.

2° *Influence de l'anesthésie sur la contraction des muscles abdominaux.*

Dans la deuxième période du travail, les efforts de l'utérus sont secondés par les contractions des muscles abdominaux.

(Ces contractions ne seraient cependant pas indispensables, car on voit des femmes *paraplégiques* accoucher très-heureusement.)

MM. P. Dubois, Simpson, Houzelot, par l'application de la main sur le ventre, ont constaté la persistance des contractions abdominales, contractions dont l'action survit à celle des autres muscles de la vie animale.

M. le professeur Longet (*Expériences relatives aux effets de l'ether sulfurique sur le système nerveux*), donne de ce fait l'explication suivante :

« Au milieu de l'affaissement général, du collapsus profond dans lequel est plongé l'organisme, du danger prochain qui le menace, une sentinelle attentive veille encore et protége l'animal ou l'homme que l'éther vient de priver de ses plus nobles attributs.

Cet agent vigilant et protecteur, c'est l'organe premier moteur du mécanisme respiratoire, c'est-à-dire le bulbe rachidien. De lui seul dépend l'entretien des mouvements respirateurs, la dilatation des narines ou de la bouche, l'ouverture de la glotte, l'élévation des côtes et des épaules, la contraction du diaphragme et des muscles abdominaux, mais seulement comme muscles concourant à la respiration.

Or, l'effort en général, et celui qui accompagne l'accouchement en particulier, n'est qu'une modification, qu'un changement passager de l'acte respiratoire : c'est un état pendant lequel doivent énergiquement se contracter les muscles des côtes et des épaules, le diaphragme, les muscles des parois abdominales ; dans lequel aussi, comme l'ont si bien fait observer MM. Is. Bourdon et J. Cloquet, la glotte se resserre spasmodiquement, et durant lequel enfin se contrac-tent beaucoup d'autres muscles encore, en vertu de cette synergie d'action sur laquelle Barthez a tant et si bien écrit.

Puisque, dans l'éthérisation, en l'absence de la volonté, la respiration persiste dans toute son intégrité, et que le bulbe continue d'exciter, tous les muscles qui concourent à son accomplissement ; l'effort résultant de la contraction de ces mêmes muscles (compris les muscles abdominaux) doit aussi, par conséquent, pouvoir se produire encore ; car, si, le plus souvent, les contractions musculaires d'où résulte l'effort se produisent sous l'empire de la volonté, il est des cas où elles semblent entièrement s'y soustraire, et c'est précisément ce qu'on observe à une certaine période de l'accouchement, où l'on voit les contractions de l'utérus entraîner irrésistiblement dans leur action celles des muscles abdominaux, etc. »

A cette question qu'on est tenté de se faire : comment la femme anesthésiée, c'est-à-dire insensible, est-elle sollicitée à faire effort pour expulser le fœtus ?

— M. Bouisson répond que « l'incitation émanée de l'utérus est directement réfléchie par la moelle pour prendre part à l'acte de la parturition. »

On voit, en effet, la contraction des muscles abdominaux cesser, si l'anesthésie est assez profonde pour abolir l'action réflexe. M. le professeur Depaul (*loc. cit.*) dit, comme pour les contractions utérines, que le sommeil anesthésique ne suspend ni ne modifie les contractions des muscles abdominaux, pourvu que ce sommeil ne soit pas porté trop loin et qu'il n'ait pas une durée trop longue.

« .... Il ne peut pas y avoir davantage paralysie des parois abdominales, dit M. le professeur

Pajot (*loc. cit.*), attendu que les muscles abdominaux font partie de l'appareil de la respiration ; de sorte qu'ils sont sous la dépendance de la moelle allongée qui détermine l'action synergique de tous les muscles servant à la respiration .... La véritable paralysie des muscles abdominaux ne pourrait arriver que parce que l'organe central aurait perdu son influence sur les fibres nerveuses ; car, pendant leur trajet et dans leurs divisions terminales, les inhalations de chloroforme ne peuvent pas leur faire perdre leur excitabilité, comme cela a été surabondamment démontré par les expériences............ »

3° *Influence de l'anesthésie sur la résistance du périnée.*

Voici l'avis de **M. P. Dubois** à ce sujet (*Discours à l'Académie de médecine, séance du* **23** *février* 1847): « Un fait constant et que je dois signaler ici, c'est l'extrême laxité des muscles du périnée et la rapidité avec laquelle s'est faite la dilatation des organes. . . . »

Cet illustre accoucheur, dans une de ses observations, cite une primipare chez laquelle les muscles du périnée se relâchèrent tellement que l'accouchement devint très-facile, ce qui n'est pas commun chez une primipare.

L'enfant pesait huit livres. Nulle déchirure du périnée.

De savantes recherches ont encore permis à
M. Longet d'expliquer ce fait :

« Quant au plancher périnéal, s'il ne se contracte
plus chez les femmes éthérisées qui accouchent,
comme l'a encore observé M. le professeur Dubois,
si, au contraire, la résistance naturelle est vaincue,
et s'il participe au relâchement des autres muscles de
la vie de relation, c'est qu'il ne fait plus partie de
l'appareil musculaire respiratoire, comme les muscles
abdominaux ; c'est que, dans l'effort (et je n'entends
parler que de celui qui est involontaire), il ne fait que
se déprimer sous le poids des viscères abdominaux, en
ne lui opposant, surtout à l'aide de ces plans aponé-
vrotiques, qu'une force d'inertie. »

M. Depaul reconnaît que « la résistance des muscles du périnée est généralement diminuée. » Et M. le
professeur Pajot a depuis ajouté : « .... Si les
muscles de certaines régions perdent la faculté de se
contracter, cela tient à ce qu'ils ont été privés de l'influence excitatrice des centres nerveux. C'est ainsi
que les muscles du périnée sont véritablement relâchés et ont perdu la propriété de se contracter, parce
que la portion des centres nerveux dont ils dépendent,
c'est-à-dire la partie inférieure de la moelle épinière,
succombe plus vite à l'influence du chloroforme. Le
relâchement des muscles du périnée est donc une conséquence physiologique tout aussi inévitable que la

persistance de l'action des muscles abdominaux jusqu'au moment de la mort..........

Nous ferons observer que le degré d'influence n'est
pas le même chez toutes les femmes : se trouve-t-on
en face de femmes vigoureuses, le système musculaire
étant bien développé, les anesthésiques, en relâchant
les muscles, paralysent une force puissante ; tandis
que chez les femmes lymphatiques , les muscles
étant à l'état rudimentaire, la modification n'est que
très-peu sensible.

Pour ce qui est de l'influence de l'anesthésie sur la
résistance du col utérin, il nous suffira de dire que le
col de l'utérus, recevant des filets nerveux émanés de
la moelle, entre dans la sphère de l'anesthésie générale. Il tombe en résolution, sa dilatation est facile ;
alors la femme, au lieu de modérer ses efforts pour
éviter les douleurs, donne un libre essor à ses contractions,

CHAPITRE II.

INFLUENCE QUE L'ANESTHÉSIE EXERCE SUR LA SANTÉ DE LA
MÈRE ET SUR CELLE DE L'ENFANT.

1° *Influence sur la santé de la mère.*

Tous les accoucheurs qui ont employé souvent le chloroforme sont presque unanimes pour déclarer qu'il n'a jamais eu la moindre influence fâcheuse sur la santé de la mère. Dans tous les cas, il a eu l'immense avantage d'épargner aux femmes les douleurs causées par les dernières contractions expulsives.

« Aucune de mes malades, dit M Simpson, n'en a eu conscience ; plusieurs d'entre elles, confiantes dans l'éthérisation, n'ont plus éprouvé les craintes que leur inspirait, pendant les dernières semaines de leurs précédentes grossesses, l'arrivée prochaine du travail. Épargnant aux femmes l'angoisse des dernières heures, l'anesthésie ménage leurs forces, leur épargne cet épuisement nerveux qui suit un travail pénible, et, parmi celles qui déjà avaient été mères, plusieurs exprimaient vivement leur reconnaissance et déclaraient que leur état n'était pas comparable à celui dans lequel elles se trouvaient après leurs autres couches. »

L'illustre professeur d'Édimbourg déclare aussi que sur 1,519 femmes soumises par lui à l'éthérisation, pas une ne présenta d'accidents fâcheux.

Sur 3,000 femmes, Churchill ne put constater un seul cas de mort.

Et **M. P.** Dubois (*Discours à l'Académie de médecine*) dit que pas une des femmes qu'il anesthésia ne fut victime d'accidents pouvant être attribués à l'éther.

Un des grands bienfaits de l'anesthésie est de diminuer les accidents qui constituent la *sidération nerveuse.*

La remarque de Cazeaux à ce sujet est parfaitement exacte (*Traité de l'art des acc.*, *p.* 407):

« L'ébranlement nerveux qui résulte du trouble si extraordinaire que produit la parturition, est en tout point semblable à celui que produisent les grandes blessures et auquel succombent quelquefois les malheureux ouvriers dont un membre a été broyé par une machine, ou dont une partie étendue du corps a été brûlée. Cette mort, que n'expliquent ni les circonstances de l'accident, ni les lésions trouvées à l'autopsie, est attribuée, par les chirurgiens, à l'élément nerveux. »

Aux douleurs vives et prolongées fait toujours suite

une prostration profonde, et nous ne pouvons nous dissimuler que l'épuisement des forces de la vie peut très-bien avoir lieu par suite de la durée et de l'intensité de la douleur. Aussi Cabanis et Dupuytren comparent-ils la douleur à un écoulement de sang ; Cabanis dit que l'on peut mourir de douleur, comme on meurt d'une hémorrhagie.

Les résultats statistiques du docteur Collins viennent parfaitement confirmer cette manière de voir : sur 7,050 femmes n'ayant souffert que *deux heures*, ce médecin constata 22 morts ; et, sur 452 femmes dont le travail avait duré environ *vingt heures*, 42 morts.

Voici une observation communiquée par M. Chailly-Honoré à l'Académie de médecine, le 9 mars 1 47.

Nous n e saurions la passer ous silence, car elle prouve trop clairement l'innocuité de l'anesthésie vis-à-vis de la mère qu'elle place, au contraire, dans les conditions les plus favorables pour surmonter avec rapidité les accidents des suites de couches,

Observation iii. — Le lundi 1er mars 1847, M. le docteur Poupon me fit appeler auprès de Mme B***, rue de Béthisy, 11, à onze heures du matin.

Cette dame, âgée de quarante-trois ans, et n'ayant eu qu'un seul enfant, dix-sept ans auparavant, à la suite d'un travail de vingt-six heures, très-pénible, quoique l'enfant fût d'un petit volume, avait conservé de cette première couche une sensibilité et un état de contraction de l'anneau vulvaire et du vagin tellement prononcés, que les approches conjugales étaient devenues impossibles sans douleurs extrêmement vives.

Mme B***, ayant eu le malheur de perdre cet enfant à l'âge de quinze ans, redevint, peu de temps après, enceinte.

Parvenue au terme de cette deuxième grossesse, après quelques heures de souffrances modérées, elle fit appeler, le samedi matin 27 février, M. Poupon, son médecin.

Notre confrère constata l'écoulement de glaires sanguinolentes, et, quoique avec une très-grande difficulté, et en déterminant des douleurs très-vives, il put aussi s'assurer, par le toucher, que la dilatation du col était déjà très-avancée, et que le sommet se présentait; mais, depuis lors, il fut complétement impossible de se livrer à aucune investigation, tant la sensibilité des organes devint vive.

Les contractions très-énergiques s'exercèrent sans relâche pendant la journée du samedi, la nuit suivante, la journée du dimanche, sans aucun résultat apparent, si ce n'est l'écoulement d'une petite quantité de liquide amniotique; puis le rapprochement et l'intensité des douleurs devinrent tels, que le médecin, dans la nuit du dimanche au lundi, jugea indispensable de les modifier par l'usage du laudanum en lavement.

Les contractions pathologiques cessèrent en effet; mais, malgré un narcotisme assez prononcé, la sensibilité si vive des organes génitaux s'était accrue à tel point que le plus léger contact faisait pousser à la malade des cris déchirants.

L'abdomen était aussi devenu très-sensible, le pouls variait de cent vingt à cent trente pulsations par minute, la langue était sèche, la soif vive, la peau chaude; et la pauvre femme, accablée, ne cessait de pousser de sourds gémissements. L'utérus était tombé dans une inertie presque complète.

Tel était l'état de la malade quand j'arrivai, le lundi, à onze heures, cinquante-quatre heures après la seule exploration faite par M. Poupon.

Malgré les indications qui me furent données par notre honorable confrère sur cette sensibilité extrême des parties, ne pouvant pas imaginer qu'elle était aussi exagérée, bien que je l'aie rencontrée quelquefois très-vive, j'insistai sur la nécessité de pratiquer le toucher ; mais, malgré l'état de narcotisme presque complet dans lequel la malade était plongée, au plus léger contact elle se redressa sur son lit, fut prise de mouvements nerveux et poussa des cris si effroyables, que je dus renoncer à toute investigation.

Le cathéterisme essayé détermina les mêmes douleurs ; nous fûmes aussi forcés d'y renoncer. Que faire ? — Attendre ? Cela n'était pas possible : depuis cinquante-quatre heures la malade était en travail bien déclaré, et l'on ignorait complétement ce qui pouvait entraver ce travail qu'on n'avait pu suivre ; depuis quinze heures, les contractions suspendues ne s'étaient pas ranimées, et, quand bien même l'expectation eût permis d'espérer de les voir renaître, elles avaient été insuffisantes jusqu'alors, malgré leur énergie ; et ne devait-on pas redouter de les voir, de nouveau, jeter la malade dans l'état vraiment inquiétant d'où l'opium l'avait tirée ? De plus, pour l'enfant, bien qu'il semblât rester une certaine quantité d'eau dans l'utérus, il pouvait souffrir de cette prolongation insolite du travail ; et, quant à la mère, il y avait indispensable nécessité, d'abord, de constater l'état des choses, puis de mettre fin à un travail aussi pénible.

Mais comment agir quand il est impossible de savoir quelle est la position de la partie fœtale qui se présente, quel est l'obstacle qui s'oppose à sa terminaison ?

Et encore, quand on aurait pu s'éclairer sur ces points, comment extraire un enfant à travers des organes affectés d'un état de constriction spasmodique si énergique, doués d'une sensibilité si exagérée, que le doigt ne peut y pénétrer sans craindre de voir se produire les accidents les plus graves. Cette pensée me préoccupait à tel point que, malgré la résolution prise de recourir aux vapeurs étherées qui nous parurent indiquées ou jamais dans ce cas, je passai des heures bien anxieuses depuis midi, que je quittai la malade, jusqu'à quatre heures, que je retournai auprès d'elle.

Mes bons amis les docteurs Devilliers fils et Nitard-Ricord voulurent bien venir prendre avec nous leur part de responsabilité dans ce cas dont l'issue ne m'inspirait que des craintes.

Mme B*** fut placée en travers de son lit, les inspirations d'éther furent commencées avec l'appareil de M. Charrière; au bout de deux minutes le narcotisme sembla se dissiper en partie; après quinze minutes l'insensibilité était complète.

Immédiatement le toucher fut pratiqué avec facilité et sans douleur; la tête était déjà assez engagée dans l'excavation, et cependant elle était encore recouverte par une partie des membranes : je les déchirai et un peu de liquide s'écoula.

M. Devilliers toucha aussi et reconnut, en outre, un abaissement et une légère dépression, d'avant en arrière, de la symphyse du pubis, que je constatai aussi à la hâte et qui nous expliqua toutes les lenteurs du travail, malgré l'énergie des contractions.

Pendant les investigations la malade n'avait manifesté aucune douleur; cette sensibilité si exaltée avait disparu comme par enchantement. Que faire encore? Fallait-il abandonner le travail à lui-même?

Il n'y avait plus de contractions depuis quinze heures, et, je le répète, on ne pouvait espérer, quand bien même elles se fussent ranimées, qu'elles auraient surmonté un obstacle que, jusqu'alors, elles n'avaient pu vaincre. Il fallait se hâter, *car chaque seconde qui s'écoulait allait nous replonger bientôt dans la triste situation d'où l'éther nous avait tirés*; on fit faire encore quelques inspirations à la malade, j'appliquai le forceps avec la plus grande facilité, quelques contractions se réveillèrent alors; je fis franchir à la tête l'obstacle qui l'avait empêché de s'engager, je lui fis exécuter un mouvement de rotation; mais, bien que le périnée fût fort assoupli, comme sa rigidité antérieure me donnait la crainte de le voir se déchirer,

malgré toutes les précautions possibles, je retirai l'instrument
et je confiai la dernière expulsion aux contractions qui s'étaient
suffisamment ranimées.

Trois contractions suffirent pour expulser la tête ; les épaules
présentèrent quelques difficultés dans leur dégagement ; enfin,
l'enfant fut expulsé et bientôt ranimé.

Pendant l'expulsion de la tête, la femme se livra à des efforts
propres à seconder l'utérus, et Mme B*** poussa quelques cris.
Nous pensâmes tous qu'elle n'était plus alors exactement soumise à l'influence de l'éther, et cependant elle nous affirma, plus
tard, quand les cris de son enfant l'eurent complétement réveillée, qu'elle n'avait rien senti, qu'elle ne se souvenait de rien.

L'odeur de l'éther répandu dans la chambre de la malade,
nous empêcha de constater si le sang du fœtus avait l'odeur
éthérée.

Mme B*** s'est rétablie plus rapidement qu'à sa première
couche, et la sensibilité des organes n'a persisté que pendant
les trois premiers jours.

Malgré les nombreuses autorités que nous venons
d'entendre, malgré tout ce que peuvent avoir de con-
vaincant les statistiques mentionnées ci-dessus, il y a
cependant des médecins tels que le docteur Lee, qui
ont cherché à effrayer les accoucheurs ; mais on
compte par milliers les femmes qui ont été anesthésiées pendant le travail, et des cas de mort survenus,
pas un seul n'a pu être démontré *dû authentiquement*
au chloroforme.

De peur d'être taxé de partialité, nous croyons devoir, cependant, reproduire cette observation de mort

subite dont parle M. le docteur Blot (Thèse d'agrégation, 1857)

OBSERVATION IV. — M. Wolff, appelé en consultation dans
une ville voisine, par ses amis les docteurs Freeland et Smith,
pour une dame d'environ vingt-cinq ans, d'une bonne santé
et d'une forte constitution, en travail de son accouchement et
dans un état de danger imminent, bien qu'elle eût sa pleine
connaissance, reçut de ses confrères les informations sui
vantes:

Appelé environ trente heures auparavant, M. Freeland la
trouva dans la période préparatoire d'un travail actif qui, au
bout de quelques heures, n'avait encore fait que peu de progrès ; elle réclamait avec instance le chloroforme qu'elle avait
respiré dans son premier accouchement.

Après avoir attendu quelques heures, le travail n'ayant pas
encore sensiblement avancé, on lui fit une saignée de 15 à
20 onces. Une potion anodine, contenant quarante gouttes de
teinture d'opium, lui procura un peu de repos. A son réveil,
elle se plaignit de douleurs dans l'abdomen et dans la région
lombaire, et réclamait toujours le chloroforme ; le pouls, plein
et fort, n'excédait pas cent ; langue humide et nette, action
utérine assez lente ; orifice utérin relâché, tête basse, bassin
large ; aucun mauvais symptôme d'ailleurs.

Dans ces conditions, on crut pouvoir promettre une prochaine délivrance et l'on fit prendre une décoction de seigle
ergoté.

Mais l'accouchement ne se faisant pas, la malade insista
pour avoir du chloroforme.

M. Smith, mandé à cet effet, posa, à son arrivée, sur une
table en vue de la malade, un flacon contenant environ 2 onces
de chloroforme ; et, pendant qu'il conférait avec son confrère
sur ce qui s'était passé jusque-là, et sur ce qu'il y aurait à
faire, *la patiente se fit donner le flacon et se mit à inhaler de*

*temps en temps le liquide qu'il contenait, refusant absolu-
ment de le rendre.*

Quand les médecins lui représentaient qu'en agissant ainsi
elle nuisait aux progrès du travail et exposait peut-être sa vie,
elle leur répondait :

« *Maintenant mes douleurs sont tout à fait douces (quite
comfortable), et je resterais sans peine douze heures dans cet
état.* »

Malgré un examen attentif, ils ne s'aperçurent, d'abord,
d'aucun changement dans l'action du cœur ni dans les forces
vitales ; et, comme il s'était opéré un relâchement favorable
dans les organes, que le chloroforme avait été mis de côté, ils
restaient convaincus que l'action de l'utérus, bientôt réveillée,
triompherait des derniers obstacles.

Mais, peu après, les choses prirent un autre aspect ; et, lorsque M. Wolff intervint à son tour, il y avait absence de toute
douleur, extrémités refroidies, sueur froide, pouls fréquent,
respiration sifflante, regard sans expression ; en un mot, tous
les phénomènes avant-coureurs de la mort.

Les frictions, les applications chaudes, les stimulants actifs,
employés avant son arrivée, n'avaient pu dissiper ces accidents.

Bien que mourante, elle était en pleine connaissance, et,
dès qu'il fut en sa présence, elle lui demanda avec anxiété de
lui prendre son enfant et de la sauver.

La délivrer, en ce moment, était chose facile ; ce fut fait sur-
le-champ : l'enfant était mort ; elle-même, dix minutes après,
n'était plus qu'un cadavre.

Cette observation, si effrayante qu'elle soit, tout
d'abord, n'est cependant pas capable de détruire les
convictions qu'on a pu puiser dans les faits précédents ;
car il est regrettable, comme le dit M. le docteur Blot,
que l'autopsie n'ait pas été faite ; peut-être aurait-elle

levé des doutes qui peuvent encore exister sur la véritable cause de la mort.

On connaît encore le fait suivant, raconté par Gream :

— Une jeune personne venait d'accoucher d'un premier enfant; on lui administre le chloroforme avant l'expulsion du second, elle meurt au bout d'une demi-heure. — Aucun autre détail...

Dans deux autres cas, cités par le même auteur, la mort survint plus longtemps encore après la délivrance.

« Ce n'est pas ainsi, dit Cazeau, que sont morts les individus que les chirurgiens ont eu le malheur de perdre. C'est pendant l'administration du médicament qu'ils ont tout à coup cessé de vivre, et par cela même que, dans les observations de Gream, il s'est écoulé un temps plus ou moins long entre le moment où l'on a cessé les inhalations, et celui où la mort est survenue, je ne peux considérer le chloroforme comme la cause de ce fatal résultat. »

Avant de parler de l'enfant, disons un mot des hémorrhagies utérines consécutives à l'emploi de l'anesthésie, et voyons ce qu'il faut en penser.

Duncan a cité deux cas dans lesquels il y eut une petite hémorrhagie. L'un d'eux succédait à un accouchement double avec distension extrême des parois utérines, ce qui suffirait pour l'expliquer ; l'autre, survenu six heures après la délivrance, n'avait aucune cause appréciable.

Le docteur Channing, sur soixante-dix-huit cas d'anesthésie, a observé quatre fois l'hémorrhagie. Dans le premier cas, une perte interne survint une heure après la délivrance; dans le second, la femme eut une demi-syncope aussitôt après la délivrance, et il trouva l'utérus très-développé et rempli par des caillots : immédiatement après leur extraction, l'organe se rétracta, et la perte ne reparut plus. Dans un troisième, une hémorrhagie grave survint immédiatement après la délivrance.

Une quatrième observation est moins concluante, en ce que la femme avait eu déjà des pertes après les couches antérieures, et qu'une adhérence contre nature du placenta rendit la délivrance laborieuse. Liégard, de Caen, a cité aussi trois observations de ce genre.

En présence de ces faits, nous devons nous demander si les hémorrhagies sont *rares* dans les accouchements *sans chloroforme?*

Cazeau avoue ne pas être sur ce point complétement rassuré, et être porté à croire que, au moins dans quelques cas, les anesthésiques n'ont pas été complétement étrangers à l'inertie et à l'hémorrhagie consécutive.

Puis, plus loin, il ajoute : « Je sais bien que l'hémorrhagie peut tenir à des circonstances très-diverses, et rien ne démontre que le chloroforme en soit la conséquence nécessaire. »

« Nous n'avons pas fait, écrivait récemment M. le professeur Pajot (*loc. cit.*), depuis l'année 1853, une

seule opération obstétricale grave, à moins d'une con-
tre-indication formelle , sans employer l'anesthésie.
Pendant près de trois années, à la Clinique d'accouchement de Paris, toutes nos opérations ont été pratiquées
avec l'aide du chloroforme. Depuis l'apparition des
anesthésiques, nous avons assisté, et parfois pris part,
aux opérations faites par notre maître, M. Dubois. Dans
quelques cas personnels, les femmes ont été mainte-
nues dans l'insensibilité pendant une heure ou deux
(céphalotripsies répétées), nous n'avons jamais observé
d'accidents raisonnablement attribuables au chloroforme ; nous n'avons jamais constaté non plus, chez les
femmes anesthésiées, une immunité plus grande contre
les accidents puerpéraux. »

Ces paroles du savant professeur d'Édimbourg, à
propos des hémorrhagies, ne plaident pas moins encore
en faveur des anesthésiques :

« Mon esprit n'a jamais été complétement à l'abri de
la crainte des hémorrhagies consécutives à l'emploi de
l'anesthésie. Je ne suis pas certain cependant de les
avoir vues plus fréquentes depuis l'usage du chloroforme. Et je suis certain d'avoir vu des femmes ayant
eu des hémorrhagies dans des accouchements anté-
rieurs, faits sans le chloroforme, accoucher sans
hémorrhagie lorsqu'on l'administrait. »

Rien ne prouve donc que l'hémorrhagie utérine soit
la conséquence de l'anesthésie.

Pour ce qui est des *ruptures du périnée*, le chloroforme, loin de les favoriser, produit un relâchement

qui devient une garantie contre elles. Voyons ce qu'en pense Cazeaux :

« La rigidité des parties externes de la génération, assez fréquente chez les jeunes femmes d'une constitution pléthorique, fortement musclées et un peu grasses, cause souvent un retard considérable dans la marche de la tête, lors d'un premier accouchement. Le plus souvent, cependant, cette étroitesse et cette rigidité naturelles finissent par céder, les parties se laissent distendre ; mais cette distension n'est pas toujours aussi complète que le nécessite le volume de la tête. Celle-ci, poussée par la violence des contractions, brise la résistance qui n'a pas voulu céder, et la déchirure de la commissure postérieure de la vulve en est la conséquence. »

Si l'anesthésie favorise l'ampliation des parties molles, il est donc bon, cependant, de ne point oublier qu'elle n'est pas une *garantie complète* contre les ruptures. En diminuer les chances, voilà tout ce qu'elle peut promettre.

2° *Influence sur la santé de l'enfant :*

L'enfant a été pour les accoucheurs l'objet d'une bien grande sollicitude, et tout le monde est, aujourd'hui, d'accord sur la complète innocuité des anesthésiques relativement au fœtus.

Pour M. Paul Dubois, l'influence de l'anesthésie sur l'enfant est nulle.

M. Simpson partage cette manière de voir, même à l'égard des femmes anesthésiées pendant quatre ou cinq heures.

Une preuve éclatante de ce fait nous est fournie par Murphy déclarant que, sur cent cinquante accouchements naturels, il a vu cent quarante-neuf enfants vivants.

Enfin, ne pouvant recourir à tous les témoignages de ce genre que la science a enregistrés, nous nous contenterons de faire appel encore à l'autorité de deux hommes dont on ne saurait non plus nier la haute compétence : Dans l'immense majorité des cas, selon Cazeaux, le nouveau-né offre son aspect ordinaire; ses cris ne sont ni moins forts ni moins prompts à se faire entendre, et sa viabilité ne paraît nullement compromise.

« Les accidents survenus chez le nouveau-né, et même la mort, dit M. le professeur Pajot (*loc, cit.*), nous ont toujours paru plutôt attribuables aux manœuvres opératoires qu'à l'usage du chloroforme. Nous n'avons jamais observé non plus ce sommeil profond du nouveau-né dont le docteur Scanzoni et quelques autres ont cité des exemples, mais nous avons vu plusieurs fois des enfants que des excitations vives parvenaient à peine à réveiller, et dont l'allaitement, pour ce motif, était des plus difficiles, pendant les premiers jours, bien qu'ils eussent été expulsés naturellement et sans chloroforme, à la suite d'un travail prolongé. »

L'observation à laquelle M. le professeur Pajot fait allusion est la suivante :

OBSERVATION V. — Une femme, récemment accouchée, était en proie à des douleurs extrêmement violentes causées par des tranchées utérines.

Scanzoni, dans le but de calmer ces douleurs, soumet, pendant cinq ou six minutes, cette femme aux inhalations de chloroforme, parce que, dit-il, les autres moyens avaient échoué.

La malade, revenue à elle depuis trois heures, donna le sein à son enfant qui, en peu d'instants, tomba dans un sommeil profond dont on ne put, pendant huit heures entières, le faire sortir par aucun moyen.

Au bout de ce temps, la somnolence fut remplacée par une agitation insolite qui ne cessa complétement qu'au bout de deux jours.

Scanzoni, en l'absence des symptômes d'aucune maladie, n'hésita pas à penser que tous ces phénomènes étaient l'effet des inhalations de chloroforme auxquelles la mère avait été soumise.

Si l'anesthésie n'est pas préjudiciable aux nouveaux-nés, il est, au moins, un effet produit que nous devons mentionner : l'*augmentation* des *pulsations artérielles*.

M. le docteur Houzelot a vu le pouls osciller entre cent trente et cent quarante pulsations par minute; rarement il l'a vu dépasser cent cinquante.

M. P. Dubois a compté cent soixante battements par minute; mais il ajoute : « la circulation revenait bientôt à son type normal. »

CHAPITRE III.

INDICATIONS ET CONTRE-INDICATIONS DE L'ANESTHÉSIE
OBSTÉTRICALE.

Cette question est très-diversement résolue dans les différents pays.

En Angleterre, berceau de l'anesthésie obstétricale, le chloroforme est administré avec la plus grande libéralité.

M. le professeur Simpson en conseille l'emploi même dans les *accouchements naturels et réguliers*.

« La femme, dit M. Nægèle (*Manuel d'acc.*, p. 98, 1842), tremble de tous ses membres ; sa face est brûlante et tout le corps se couvre de sueurs, son regard est fixe et hagard. Les traits se décomposent de manière à la rendre méconnaissable ; enfin l'inquiétude est à son comble. Des pleurs, des cris, des lamentations surviennent même chez les femmes très-fortes et très-énergiques, et se terminent par une syncope. »

Ce n'est pas là, selon nous, l'expression ordinaire des actes physiologiques de l'accouchement. On voit rarement un affaissement aussi complet.

De plus, pour motiver l'emploi des anesthésiques dans les accouchements ordinaires, on a prétendu que le chloroforme accélérait la dilatation du col, et, en diminuant la résistance du périnée, rendait aussi plus courte la période d'expulsion. En consultant avec soin les observations publiées, on ne voit pas que, dans les cas où le chloroforme a été employé, la durée du travail ait été sensiblement *moindre* que dans les autres accouchements.

En France, cette généralité dans l'emploi du chloroforme a rencontré une vive opposition. M. Paul Dubois ne l'admet que pour les cas exceptionnels et les opérations obstétricales. MM. Stoltz, Villeneuve et Danyau, partagent pleinement cette manière de voir ; et M. Depaul déclare « qu'il n'est pas permis de jouer avec ces agents puissants, mais terribles, d'autant plus que l'accouchement (physiologique) est une fonction naturelle et qui, de l'aveu même des patientes, est reconnue presque toujours comme beaucoup moins douloureuse qu'on ne s'était plu à le leur laisser croire. »

« Pour notre part, dit aussi M. le professeur Pajot (*loc. cit.*), nous ne conseillons pas d'employer lechloroforme dans les accouchements naturels, si ce n'est peut-être à la fin de l'expulsion, chez ces quelques femmes exceptionnelles, complétement déraisonnables, sourdes à toute exhortation, voulant se lever, poussant des cris horribles et menaçant de compromettre, par leur indocilité, la vie de l'enfant qui va naître. A part ces cas, il nous est impossible d'accepter complétement les idées de notre éminent collègue d'Edimbourg. Dans les accouchements naturels, en effet, ou bien il faudra se contenter, pendant toute la durée du travail, d'un vain simulacre d'anesthésie atténuant à peine la souffrance, ou bien il faudra, pendant un grand nombre d'heures, parfois, plonger la femme dans une insensibilité véritable dont la prolongation excessive doit toujours effrayer. »

On devra donc refuser le chloroforme dans tous les cas d'accouchements que la nature conduit *sans embarras*, et ne rien appréhender en face de la douleur. Certaines femmes puisent dans leurs aspirations maternelles un noble courage, et supportent vaillamment ces angoisses que les joies de la maternité leur feront bientôt oublier.

L'intervention anesthésique ne sera justifiée que tout autant que la nature est impuissante à terminer le travail, ou que la marche est entravée par quelques complications.

Ainsi pensent les docteurs Atthill (de Dublin), Krieger (de Berlin), Scanzoni, dont les publications semblent démontrer qu'en Irlande et en Allemagne les opposants à l'opinion de M. Simpson n'y sont pas moins nombreux.

ACCIDENTS QUI JUSTIFIENT L'INTERVENTION DE L'ANESTHÉSIE.

1° *Ralentissement et suspension du travail par des douleurs excessives.*

Les douleurs épuisent, parfois, les forces de la vie, sans résultats pour l'avancement du travail.

Cazeaux en donne un tableau frappant de vérité :

« Chaque douleur, dit-il, débute par un tremblement presque convulsif des membres. La face est brûlante, tout le corps se couvre de sueurs, l'œil est fixe et hagard, les traits se décomposent ; la malheureuse crie, se lamente, appelle la mort et supplie qu'on la tue ou qu'on mette immédiatement fin à ses souffrances, etc. »

En effet, dominées par cet instinct qui les porte à fuir la douleur, les femmes suspendent leurs contractions autant qu'il est en elles. L'ébranlement imprimé au système nerveux peut amener la suspension et l'arrêt du travail ; et quelquefois la secousse nerveuse est assez violente pour que la vie s'éteigne subitement soit pendant le travail, soit peu de temps après l'accouchement. Le chloroforme, en effaçant la sensibilité, conjure ces dangers.

On doit agir de la même façon, d'après Cazeaux, chez les femmes dont le travail est suspendu ou ralenti, par une douleur dépendant d'une *maladie anté-rieure*. L'hésitation, en pareille circonstance, serait re-grettable, puisque : « tout le monde est d'accord, dit M. le professeur Pajot, pour conseiller le chloroforme chez les femmes dont le travail, est extraordinairement dou-loureux et accompagné d'un état extrême d'agitation. »

Les accidents qui peuvent ralentir et même sus-pendre les contractions sont :

a. Crampes produites par la compression du fœtus sur les nerfs sacrés et sur le nerf sciatique ;

b. Douleurs ayant leur siége dans les organes voi-sins de l'utérus ;

c. Douleurs des reins ;

d. Douleurs spasmodiques au sphincter de l'anus, qui rendirent une femme presque folle (Montgommery) :

e. Coliques violentes ;

f. Douleurs produites par des vomissements opi-niâtres qui compromettent la marche du travail et ex-posent la vie de la mère et celle de l'enfant ;

g. Sensibilité des parties externes de la génération, au point de rendre le moindre attouchement impos-sible et de s'opposer aux investigations les plus indis-pensables.

2° *Agitation délirante.*

Cette agitation survient pendant le travail ou pro-vient d'un état de folie antérieure.

Quelquefois elle est produite par les angoisses d'un travail long et pénible.

« Après un travail assez prolongé, dit Cazeaux, et après les plus terribles souffrances, j'ai vu une dame cesser tout à coup de se plaindre, prendre un visage riant et, après quelques phrases incohérentes, chanter à pleine voix le grand air de la *Lucia di Lamermoor*.

« Je ne saurais exprimer, ajoute cet accoucheur, l'effroi que ce chant produisit sur moi. »

L'anesthésie met fin à tous ces mouvements désordonnés.

On lit dans la *Revue scientifique* de 1848 :

OBSERVATION VI. — Une dame de vingt-sept ans, d'un tempérament très-nerveux, était enceinte pour la première fois, après dix ans de mariage.

Après trois jours de travail infructueux, pendant lesquels elle fut en proie aux plus grandes souffrances, cette dame fut prise d'un violent accès de délire ; la sage-femme qui l'assistait, fit appeler M. Lebreton qui la trouva dans une exaltation extrême :

Quatre personnes essayaient vainement de la contenir ; elle déraisonnait complétement ; tantôt elle poussait des hurlements affreux, tantôt elle se livrait aux accès de la plus folle gaieté, chantant et dansant sur son lit ; il était impossible de lui faire entendre ou d'en obtenir la moindre parole ; elle ne reconnaissait aucune des personnes qui l'entouraient.

M. Lebreton, après s'être assuré, non sans difficulté, de l'état du travail, ayant trouvé la tête dans le milieu de l'excavation pelvienne, jugea opportun de terminer l'accouchement par le forceps.

La femme fut soumise aux inhalations du chloroforme.

Sous leur influence, il survint un sommeil si calme et si profond, qu'il permit de placer la malade convenablement, d'appliquer le forceps, d'opérer la délivrance, sans que la femme ait témoigné la moindre sensibilité et fait le moindre mouvement. L'opération a été très-facile, et l'enfant n'a nullement souffert.

A son réveil, qui n'eut lieu qu'une demi-heure après la terminaison de l'accouchement, et, à la nouvelle de sa délivrance, elle se livra aux transports de la joie la plus vive ; sa raison est complétement revenue, et il ne lui reste plus aucune trace de l'exaltation cérébrale déterminée par la violence et la durée des douleurs.

3° *Contractions irrégulières.*

Ces contractions sont, le plus souvent, liées à la sensibilité utérine.

En diminuant la sensibilité animale, les anesthésiques sont susceptibles de ramener ces contractions à leur type normal. On peut comparer leur effet à celui de l'opium qui, en modifiant aussi la sensibilité animale, peut rendre aux contractions leur régularité et leur efficacité normales.

Les accoucheurs anglais ont vu un certain nombre de fois des *contractions utérines* modifiées par l'intervention anesthésique.

« Je me rappelle plusieurs cas, dit Wigand (relativement à la version par manœuvres externes), où, pendant des contractions très-violentes, la tête, qui avait été poussée en bas, remontait au-dessus du détroit supérieur, jusqu'à ce que j'eusse administré le chloroforme pour régulariser les contractions, jusque-là très-irrégulières. »

Cazeaux : « L'emploi du chloroforme me paraît particulièrement indiqué contre ces contractions irrégulières ou partielles qui, malgré les douleurs atroces et presque continuelles qu'elles déterminent, n'avancent en rien le travail. »

Pour M. le professeur Pajot cette conduite est surtout rationnelle : « quand un pareil état se complique d'une présentation inconnue ; car, autrement, la rupture des membranes ou l'opium ont ordinairement raison de ces sortes de difficultés. »

4° Rétraction spasmodique de l'orifice et rigidité du col de l'utérus.

Ces accidents, d'après Cazeaux, ont été quelquefois heureusement modifiés par les inhalations.

En effet, le col, recevant quelques filets rachidiens, rentre en partie au moins dans l'appareil musculaire de la vie animale et, par suite, tombe dans la sphère de l'anesthésie.

Le succès est surtout, dit-on, manifeste dans le cas de rigidité spasmodique.

La rigidité *anatomique* se manifeste dès le début du travail, puis survient la rigidité *spasmodique*, lorsque le col présente déjà un degré de dilatation assez considérable. Ce spasme se rencontre et chez les femmes *pléthoriques* que la saignée soulage assez bien, et chez les femmes *nerveuses* qui, ne pouvant être saignées im-

punément, trouvent un grand secours dans l'anesthésie.

M. Pajot avoue n'avoir jamais fait cette expérience.

5° *Éclampsie*.

M. Simpson indique le chloroforme comme un
moyen préventif des convulsions éclamptiques.

A la maison d'accouchements de New-York, M. le
docteur Eliot a eu sept succès sur neuf femmes atteintes
d'éclampsie compliquée d'albuminurie.

La *Gazette des hôpitaux* (p. 70, 1855) fait connaître
sept cas d'éclampsie traités avec succès par le chloroforme et dûs à la pratique de MM. Braün, Spaeth et
Meissenger :

« Nous avions recours aux inspirations de la vapeur
anesthésique, disent ces praticiens, au moment où surviennent les signes prodromiques de l'attaque, tels que
l'inquiétude générale, la roideur graduellement crois-
sante des muscles du bras. Les inspirations étaient
continues jusqu'à ce que les signes prodromiques de
l'attaque eussent disparu et fait place à un sommeil
calme, ce qui arrivait, en général, au bout d'une demi-
minute à une minute.

Lorsqu'il n'était plus possible de couper un accès,
on continuait, néanmoins, le chloroforme pendant
l'accès, dans le but de diminuer son intensité, en ayant
soin de le suspendre dès le début de l'accès comateux,
afin de laisser à l'air pur un libre accès aux poumons.

Le plus souvent nous avons réussi à couper les accès, et sur sept femmes nous n'en avons perdu aucune ; nous avons vu naître sept enfants vivants. »

En France, c'est M. le professeur Richet qui, le premier, en 1848, administra le chloroforme contre l'éclampsie ; c'était chez une femme en travail : les inhalations réussirent, la femme accoucha d'un enfant vivant. Après l'accouchement, nouvelle attaque qui fut encore arrêtée par le chloroforme.

« Les faits que j'avais lus et que Channing avait cités en assez grand nombre, a écrit Cazeaux, m'avaient laissé des doutes dans l'esprit sur les avantages qu'on pouvait tirer des inhalations anesthésiques dans le traitement de l'éclampsie. Aussi, sans me prononcer définitivement, je laissai à l'avenir le soin de décider la question. Depuis cette époque, de nouveaux faits ont été publiés ; j'en ai vu moi-même un certain nombre et je n'hésite pas à conseiller l'emploi du chloroforme. Ces inhalations, ajoute-t-il, me paraissent surtout avoir de grands avantages lorsque l'éclampsie se manifeste pendant la grossesse où à une époque peu avancée du travail, alors qu'on a déjà épuisé les émissions sanguines, purgatifs, révulsifs cutanés, etc., et que les convulsions persistent avec la même intensité. De même, quand l'éclampsie se manifestera seulement après l'accouchement, ou que les accès continueront encore après la délivrance, après avoir commencé pendant le travail. »

M. Pajot déclare avoir fait usage une dizaine de fois

du chloroforme dans l'éclampsie, sans avoir eu à s'en louer.

Bien « qu'il soit facile, comme le dit ce savant professeur, de s'illusionner sur la véritable valeur des médications employées contre cette terrible maladie, » nous ne pouvons cependant résister au désir de retracer une observation prise à la maternité sous les yeux de M. Danyau et que M. le docteur Blot jugea à propos de reproduire dans sa thèse d'agrégation, 1857.

OBSERVATION VII. — Salle Sainte-Marthe, n° 9.

M.... *primipare*, treize ans et demi.—Tempérament lymphati que , réglée à onze ans, tous les mois, huit jours, assez abondamment.

La grossesse n'offre rien de particulier.

La malade ne peut nous donner aucun renseignement précis sur sa dernière époque.

18 *novembre* 1855 , à 5 *h. du soir.* — La malade se plaint de céphalalgie sus-orbitaire ; son caractère a changé ; toute la journée elle a chanté, elle a été agitée ; quelques éblouissements, légère anxiété épigastrique. L'urine , expérimentée par la chaleur et l'acide nitrique, donne 1/5 d'albumine.

On la place au n° 9 de la salle Sainte-Marthe. (Bouteille d'eau de Sedlitz. Potion avec poudre de digitale : 0 gr. 10 c.)

La malade s'endort au moment de lui faire prendre un purgatif, à six heures un quart.

6 *h.* 1/2. — Au bout d'un quart d'heure elle se réveille.

Embarras de la parole, puis les yeux deviennent fixes ; accès d'éclampsie qui dure une minute ; la tête s'était tournée à gauche ; les oscillations des yeux ont eu lieu de droite à gauche ; cyanose considérable de la face, spume sanguinolente , stertor, insensibilité complète qui dure cinq minutes ; somnolence.

4

Au bout de vingt minutes, l'intelligence et la sensibilité reparurent ; la malade parla distinctement ; aucune douleur de l'abdomen.

En pratiquant le toucher, on trouve que le col est ouvert, d'une consistance normale et de la longueur de la première phalange.

7 h. du soir. — (Lavement salé ; ipéca, 1 gr. 50 c. ; émétique, 0 gr. 05 c.)

Vomissements assez abondants mélangés de quelques aliments ; garde-robes.

La malade parle très-distinctement ; toutes les facultés intellectuelles sont rétablies.

7 h. 3/4. — Nouvel accès sans prodrome. — Mouvements saccadés des membres ; cyanose considérable ; la sensibilité revient au bout de dix minutes ; résolution complète pendant un quart d'heure ; agitation.

8 h. — Légers mouvements des yeux ; agitation des membres.

De 8 h., 1 m. à 8 h. 5 m. — Inhalation de chloroforme ; résolution complète ; la respiration se régularise, devient facile, régulière.

8 h. 20 m. — Nouveaux prodromes ; nouvelles inhalations. L'accès manque ; stertor qui dure une demi-minute. Sommeil paisible.

Le chloroforme est inhalé jusqu'à neuf heures moins le quart.

9 h. — Je suis obligé de m'absenter pour aller tamponner une femme qui avait un epistaxis considérable : nouvel accès bien caractérisé ; un quart d'heure de coma ; la connaissance ne revient pas.

10 h. 1/4. — (4e *accès*). — Même accès ; même durée que le précédent ; le col a diminué ; la tête est mobile, petite ; les battements de cœur à gauche, en avant. On ne peut pas avoir d'urine.

10 h. 3/4. — Nouvel accès ; même durée.

11 h. 20 m. — (6ᵉ *accès*). — Chloroformisation dès la tré-
mulation de la face ; l'accès avorte, stertor de deux minutes,
respiration calme, sommeil très-tranquille ; le pouls se relève,
régulier : quatre-vingt pulsations.

11 h. 48 m. — (7ᵉ *accès*) — Mêmes prodromes, même succès.

19 *novembre*, 12 h. 20 m. — (8ᵉ *accès*). — Idem.

12 h. 40 m. — (9ᵉ *accès*). — Mêmes prodromes, même chloroformisation ; la sensibilité revient, les battements du cœur
sont irréguliers.

1 h. 3/4. — (10ᵉ *accès*). — Mêmes prodromes, même arrêt
de l'attaque.

2 h. — (11ᵉ *accès*). — Mêmes prodromes. Idem.

2 h. 15 m. — (12ᵉ *accès*). — Mêmes prodromes. Idem.

2 h. 1/2. — (13ᵉ *accès*). — Idem.

2 h. 50 m. — (14ᵉ *accès*). — Nouvel accès. Idem.

3 h. 3/4. — (15ᵉ *accès*). — L'orifice utérin est dilaté, la tête
est basse ; on n'entend plus les battements du cœur ; dilatation
de dix à douze lignes. Nouvel accès : chloroformisation. Idem.

4 h. 1/4. — Rupture artificielle des membranes ; liquide
amniotique teint de méconium : le travail avance.

4 h. 1/2. — Dilatation complète ; la tête franchit l'orifice.

(16ᵉ *accès*). — Nous n'avons plus de chloroforme ; pendant
qu'on est allé en chercher à la pharmacie , attaque bien carac-
térisée, une minute de durée ; dix minutes de coma ; agitation
très-grande ; quelques efforts d'expulsion ; la tête est à la vulve : application de forceps.

5 h. — (17ᵉ *accès*), — Chloroformisation. L'accès avorte.

6 h. 1/4. — (18ᵉ *accès*). — Idem.

6 h. 3/4. — (19ᵉ *accès*). — Idem.

La malade est toujours tenue sous l'influence anesthésique ;
le pouls est régulier ; l'urine expérimentée donne 1/5 d'albumine.

7 h. 25 m. — (20ᵉ *accès*). — Idem.

8 *h.* — (21ᵉ *accès*). — L'urine expérimentée donne 8/10 d'albumine ; nouvelle chloroformisation ; l'accès avorte, le pouls baisse. On cesse les inhalations pendant dix minutes ; le pouls se relève ; quatre vingt-dix pulsations, régulier.

1 *h.* 54 *m.* — Mouvements brusques des extrémités.

22ᵉ *accès.* — Chloroformisation ; l'attaque avorte ; congestion de la face (sinapismes sur l'épigastre, sur les bras ; glace sur la tête).

4 *h.* — La malade a été assez tranquille ; quelques mouvements de la tête ; chloroformisation, l'accès manque. La sensibilité est revenue, l'intelligence est nulle ; le pouls est bon, à quatre-vingt ; l'urine contient encore 8/10 d'albumine.

4 *h.* 40 *m.* — (23ᵉ *accès*). — Chloroformisation ; succès.

4 *h.* 50 *m.* — (24ᵉ *accès*). — Idem.

Teinte cyanique générale (frictions froides sur tout le corps, de deux en deux heures).

20 *novembre*, 8 *h. du matin.* — L'urine ne contient plus qu'un tiers d'albumine.

3 *h.* 1/2 *du soir.* — La peau est chaude ; le pouls à cent trente pulsations (frictions froides d'heure en heure).

11 *h. du soir.* — La malade semble s'éveiller, elle essaie de se tourner dans son lit ; elle ouvre les yeux quand on lui parle, mais ne répond pas.

21 *novembre*, 7 *h. du matin.* — Elle entend et comprend. Pouls à cent (café 115 grammes, frictions froides ; deux bouillons froids).

22 *novembre.* — Elle reconnaît ; l'infiltration a beaucoup diminué, la face est pâle, les paupières sont toujours un peu gonflées.

10 *h.* — Grand bain ; elle dort ; pouls à cent.

23 *novembre.* — Grand bain qu'on lui donne trop chaud ; la malade se plaint de céphalalgie, tintements d'oreilles ; on la recouche. Accès d'éclampsie, une demi-minute de durée

coma de cinq minutes ; 1/7 d'albumine ; la parole revient vingt minutes après (purgatifs).

24 novembre, 10 h. du matin. — L'urine ne contient plus de traces d'albumine.

La malade a été de mieux en mieux, et sortit très-bien portante le 10 décembre 1855.

(220 grammes de chloroforme ont été employés.)

On trouve dans ce fait, comme le dit M. le docteur Blot, la preuve et la contre-épreuve de l'influence heureuse des inhalations de chloroforme pour faire avorter les accès ; et nous dirons avec ce médecin que, si malheureusement les succès de ce genre ne sont pas très-nombreux dans la science, ils engagent au moins fortement à ne jamais négliger ce moyen au début des convulsions puerpérales, en lui associant, bien entendu, ceux que des circonstances particulières pourraient indiquer.

Si le chloroforme est d'un bon emploi dans les accidents dont nous venons de parler, que faut-il penser de son usage dans les opérations obstétricales ?

La manière de voir de M. Simpson est suffisamment connue pour n'y plus revenir.

« Non seulement, dit Cazeaux, le chloroforme annule la douleur si vive produite par les diverses opérations obstétricales, et met les femmes à l'abri des craintes que ces opérations leur inspirent, mais encore il plonge la malade dans une immobilité qui rend la manœuvre beaucoup plus facile pour l'accoucheur. »

M. le professeur Pajot est encore plus explicite en disant : « Au point de vue des opérations d'obstétrique en général, laissant l'avenir décider des cas de rétraction, *la question de l'anesthésie est absolument et définitivement jugée*; et le praticien n'a réellement plus le droit, aujourd'hui, de refuser aux femmes, sans des motifs graves, les bienfaits de l'insensibilité. » *(Loc. cit.)*

A. *Version.* — L'immobilité et l'insensibilité de la malade facilitent certainement la manœuvre; « mais cette facilité plus grande, comme le dit Cazeaux, ne dépend pas de la suspension de la contraction physiologique; seulement, l'organe dont la sensibilité et l'irritabilité sont détruites, ne s'irrite pas de la présence de la main, et ne se contracte pas spasmodiquement, comme cela a lieu si souvent dans les cas ordinaires ».

Il ne faut pas oublier que les contractions utérines sont très-difficilement influencées par l'anesthésie, et vouloir obtenir davantage du chloroforme serait, pour me servir encore des paroles du médecin que nous venons de citer, « s'exposer à porter l'anesthésie au troisième degré qui peut faire redouter les plus terribles malheurs ».

B. *Forceps.* — Certains accoucheurs, dans ce cas, rejettent l'anesthésie, prétendant qu'il est très-souvent utile d'interroger les sensations de la femme pour s'assurer qu'aucune partie de l'utérus ou du vagin ne se trouve prise entre les branches de l'instrument ; ce qui a fait dire à Cazeaux partageant cette manière de voir : « comme l'introduction des cuillers du forceps est en général très-peu douloureuse, je conseille de n'endormir la femme qu'après ce premier temps de l'opération ».

Nous partageons plus volontiers l'avis de Simpson prétendant que ce qui doit guider la main de l'opérateur, c'est la connaissance approfondie des dispositions anatomiques de la partie sur laquelle il opère. L'anesthésie facilite l'introduction du forceps parce que les doigts peuvent être portés plus profondément dans les parties génitales, sans exciter des douleurs ni des résistances trop vives.

Évidemment, il n'est pas question ici de ces applications qui ajoutent peu à la douleur physiologique.

C. *Embryotomie. Céphalotripsie.* — Le chloroforme facilite encore ces opérations et les rend moins douloureuses ; car l'opérateur éprouve beaucoup moins de difficultés à introduire les instruments, et l'extraction de l'enfant se fait sans douleurs.

D. *Symphyséotomie. Opération césarienne.* — Lorsqu'on prend de semblables décisions, l'anesthésie devient aussi utile que dans les autres grandes opérations de la chirurgie.

E. *Enchatonnement.* — Le chloroforme peut avoir ici les mêmes avantages que dans la version ; seulement, comme le fait observer Cazeaux, « il faut prendre garde de l'administrer à dose trop élevée, car on pourrait craindre, qu'en paralysant les forces rétractiles de l'utérus, le médicament n'exposât les femmes à une inertie et à une hémorrhagie consécutive ».

CONTRE-INDICATIONS.

Les contre-indications à l'emploi de l'anesthésie sont les mêmes en accouchements qu'en chirurgie.

La prudence impose donc à l'accoucheur, comme un devoir, de refuser ce bénéfice à toute femme présentant une des affections que nous allons énumérer :

1° Maladies organiques du cœur ou des gros vaisseaux ;

2° Hypertrophie du cœur accompagnée d'irrégularité ou d'intermittence du pouls ;

3° Débilité extrême ;

4° Épuisement, suite d'hémorrhagies abondantes ;

5° Maladie nerveuse à forme syncopale ;

6° Chloro-anémie accompagnée de palpitations et de syncopes (l'abstention n'est cependant pas ici tout-à-fait formelle) ;

7° Phthisie avec crachements de sang (l'asphyxie serait à craindre) ;

8° Asthme : cette affection demande, tout au moins, une grande réserve ; car les vésicules bronchiques ont perdu leur ressort, et les poumons pourraient contenir trop de chloroforme, ce qui amènerait l'asphyxie ;

9° Prédisposition à un accouchement prompt ;

10° Enfin, suivant M. le professeur Pajot, « il est prudent de ne point employer le chloroforme chez quelques femmes tout-à-fait épuisées par la prolongation d'un travail continué pendant plusieurs jours, alors qu'on eût dû intervenir ».

CHAPITRE IV.

L'éther et le chloroforme sont-ils également employés ? Telle est la question préliminaire à laquelle nous devons répondre.

Il nous suffit, pour cela, de laisser parler M. le professeur Pajot : « Malgré les efforts incessamment et tout récemment renouvelés, le chloroforme a toujours été, et est encore à Paris, préféré à l'éther. »

Dose et durée. — La règle, loin d'être absolue, varie avec les différentes femmes.

M. Simpson, d'une manière générale, conseille d'administrer, pendant l'accouchement, des doses plus faibles que pendant les opérations chirurgicales.

Selon ce professeur cent à cent vingt gouttes de chloroforme suffisent pour un accouchement ; et il ajoute qu'il lui est cependant arrivé d'en employer jusqu'à 4 onces (125 grammes).

M. Snow pense qu'on ne doit donner que de très-petites doses à la fois ; en agissant ainsi, dit-il, on peut continuer l'anesthésie autant qu'elle est nécessaire.

Ce médecin croit aussi que par l'administration du chloroforme à petites doses et par intervalles séparés, comme les douleurs elles-mêmes, on évite l'excitation cérébrale. De cette façon il a pu administrer, sans inconvénient, jusqu'à 80 grammes du médicament. Si cette dose, ajoute-il, a été bien absorbée, c'est que je me servais de mon inhalateur ; sur un mouchoir il en aurait fallu six à huit onces. Il n'a jamais prolongé les inhalations au delà de huit heures.

Protheroe Smith a fait durer cette anesthésie jusqu'à vingt-huit heures et demie.

Mode d'administration. — L'illustre professeur d'Édimbourg engage à débuter par une *forte dose* et une ample inhalation, afin de produire, d'emblée, une anesthésie complète, et d'éviter ainsi l'agitation et la loquacité.

Ce procédé nous paraît dangereux, et nous nous rangeons sans hésitation à l'avis de MM. Snow, Houzelot et Pajot qui donnent le chloroforme à *petites doses*, surtout au début.

Voici la façon de procéder qu'a tracée récemment M. le professeur Pajot (*Dict. encycl.*, t. IV, 1866, p. 498) : « La malade, le rectum et la vessie vidés,

ayant été placée dans la position des opérations obstétricales, un aide, qui doit être médecin, apprécie le
pouls de la mère, Le doigt de cet aide ne doit point
quitter l'artère radiale pendant toute la durée de l'a-
nesthésie et avertir immédiatement, dès qu'il perçoit la
moindre perturbation circulatoire. Un autre aide, également médecin, monté sur le lit, sera chargé de donner le chloroforme de la manière suivante, qui nous a
toujours paru préférable à toutes.

Après avoir versé sur la partie *inférieure* d'une
compresse une trentaine de gouttes de chloroforme, il
appliquera vivement le milieu de la portion *supérieure*
de cette compresse sur la racine du nez. Il l'y main-
tiendra avec deux doigts d'une main, tandis que de
l'autre main il agitera doucement au-devant de la bouche et des narines la partie de la compresse qui a reçu
le liquide, comme s'il voulait éventer doucement toute
la région inférieure de la face, *sans jamais la toucher.*

Si la malade s'agite, divague et présente, en un
mot, tous les symptômes de la période d'excitation, il
faut bien se garder de s'arrêter ; mais, au contraire,
verser de nouveau une plus grande quantité de chloroforme et agiter la compresse avec plus de vivacité.
L'accoucheur, prêt à commencer l'opération, doit alors,
de temps en temps, s'assurer du degré d'anesthésie
en pinçant légèrement la peau de la partie interne de
la cuisse. Dès que l'insensibilité est obtenue, l'opération commence et *la compresse doit être enlevée aussitôt* ; la femme respirera librement jusqu'au moment où

une légère plainte ou un grognement étouffé viendront signaler la diminution de l'anesthésie. On replace à l'instant la compresse au chloroforme, on l'agite de nouveau pendant quelques minutes jusqu'à ce que tout signe de sensibilité ait disparu ; on l'enlève alors et on continue de la sorte jusqu'à la fin de l'opération. Lorsque tout est terminé, il suffit, pour réveiller la malade, d'exposer la face à un courant d'air un peu frais, et l'on voit se dissiper peu à peu tous les effets du sommeil anesthésique. »

Inutile de dire que le conseil donné par M. Pajot, de tenir la compresse chloroformée au-devant de la bouche et des narines *sans jamais toucher la région inférieure de la face,* vient de ce que son contact produirait une irritation pouvant aller jusqu'à la vésication et l'eschare superficielle chez les peaux fines et délicates.

Le médecin agira en homme sage et prudent, s'il fait éloigner de l'appartement de la femme toutes les personnes qui n'ont pas un véritable droit à s'y trouver, afin d'éviter le bruit donnant trop souvent naissance à un surcroît d'excitation et de loquacité ; et il aura soin, si l'accouchement s'est fait pendant l'anesthésie, de surveiller la femme jusqu'à ce que l'influence ait cessé.

Nous ne croyons pas hors de propos, en terminant, de faire observer qu'*aux médecins seuls* appartient le droit d'administrer les agents anesthésiques, et que l'interdiction la plus formelle en est faite aux sages-femmes.

CONCLUSIONS.

1° L'anesthésie peut diminuer, supprimer même les douleurs de l'accouchement, sans suspendre les contractions utérines ni celles des muscles abdominaux, bien qu'elle affaiblisse la résistance musculaire du périnée.

2° L'anesthésie n'exerce aucune influence fâcheuse sur la santé ou la vie de la mère, pas plus que sur la santé ou la vie de l'enfant.

3° La prudence fait cependant un devoir de ne pas en user en toutes circonstances.

L'anesthésie ne devra être employée que dans les accouchements laborieux et compliqués, ainsi que dans toutes les opérations obstétricales.

On pourra tenter son emploi contre l'éclampsie ;

4° Les inhalations brusques et à hautes doses, *dès le début*, doivent être rejetées.

Il faut surveiller la femme jusqu'à ce que l'influence de l'anesthésie ait cessé.

Aux médecins seuls appartient le droit d'administrer les anesthésiques.

Clichy. — Impr. Maurice Loignon et Cie, rue du Bac-d'Asnières, 12.

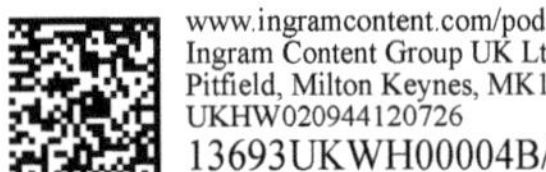
www.ingramcontent.com/pod-product-compliance
Ingram Content Group UK Ltd.
Pitfield, Milton Keynes, MK11 3LW, UK
UKHW020944120726
13693UKWH00004B/1528